## 编委会

主　审：高　福

主　编：余宏杰

副主编：殷文武

编写人员（按姓氏笔画排序）：

　　　　叶先飞　刘凤凤　牟　笛

　　　　李　昱　张子科　陈秋兰

　　　　周　升　袁　辰　程　颖

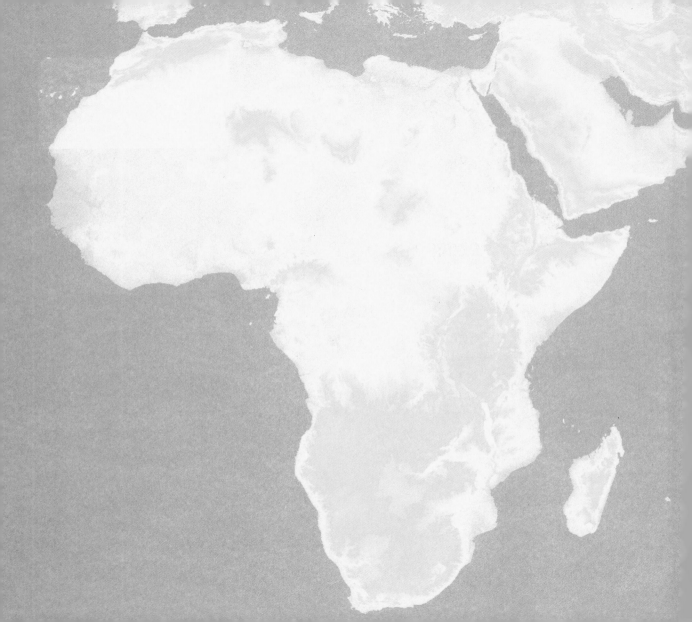

中国疾病预防控制中心
中国科学技术协会科学技术普及部 组编

# 埃博拉出血热
## 公众防护问答

余宏杰 主编

高 福 主审

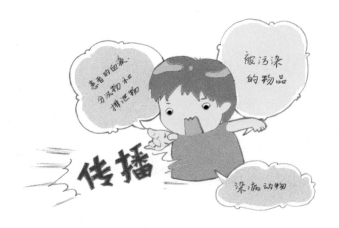

科学普及出版社
北 京

图书在版编目 CIP 数据

埃博拉出血热公众防护问答 / 中国疾病预防控制中心、中国科学技术协
会科学技术普及部组编. —— 北京：科学普及出版社，2014.8
ISBN 978—7—110—08742—8

Ⅰ. ①埃… Ⅱ. ①中… Ⅲ. ①流行性出血热－预防（卫生）－问题解答
Ⅳ. ① R512.801—44

中国版本图书馆 CIP 数据核字 (2014) 第 185566 号

## 埃博拉出血热公众防护问答

出 版 人：苏　青
策划编辑：苏　青　史若晗
责任编辑：史若晗
责任校对：孟华英
责任印制：李春利　马宇晨
出版发行：科学普及出版社发行部
地　　址：北京市海淀区中关村南大街 16 号（邮编：100081）
电　　话：(010) 62173865　　传　　真：(010) 62179148
网　　址：http://www.cspbooks.com.cn
经　　销：全国新华书店
印　　刷：北京科信印刷有限公司
开　　本：787 毫米 ×1092 毫米 1/24
印　　张：3
字　　数：80 千字
版　　次：2014 年 8 月第 1 版
印　　次：2014 年 8 月第 1 次印刷
书　　号：ISBN 978—7—110—08742—8/R · 837
定　　价：16.00 元

# 序

  在2013年、2014年连续两年出现H7N9禽流感感染人事件后，最近西非发生的埃博拉出血热（Ebola Hemorrhagic Fever）又成为新闻的"热点"。此时此刻，人们不会忘记2003年SARS带来的危害，也会想起历史上其他重大传染病灾难带给人们的恐慌。因此，公众在关注埃博拉出血热事态发展的同时，也提出了一系列重要的问题，如埃博拉出血热会不会传入中国，这次流行为什么如此凶险，如果传入中国我们能否有效地控制等。带着这些问题，在中国疾病预防控制中心和中国科学技术协会科学技术普及部的组织下，余宏杰博士组织相关专家编写了这本小册子，以飨读者。

  埃博拉病毒引发的疾病发现于1976年，期间曾有过几次暴发流行，但从来没有哪一次像2014年这次这样肆虐：发病数与死亡数都是历史最高，流行覆盖的地域也最为广泛。世界卫生组织（WHO）对此予以高度重视，于2014年8月8日宣布这起疫情"非同寻常"，已构成"国际公共卫生紧急事件"。非洲告急，世界担忧，中国怎么办？这样的病毒真的会传入中国吗？我国有什么样的医疗技术储备与管理经验来应对这一烈性疾病？……《埃博拉出血热公众防护问答》一书试图逐一分析、回答这些问题，帮助公众释疑解惑；更为重要的是，希望由此增强公众对中国多年来构筑的疾病预防控制和公共卫生应急体系应对各种可能风险能力的信心，以此切实保障全国人民的生命安全。

  感谢科学普及出版社社长苏青博士第一时间约稿，更要感谢我的同事余宏杰博士带领的团队加班加点编写完成这本书稿。希望这本小册子能够满足公众获取埃博拉出血热及其相关知识的愿望，对公众正确理解和防控埃博拉出血热有所帮助。

高 福

（中国科学院院士，中国科协常委，中国疾病预防控制中心副主任，<br>
中国科学院北京生命科学研究院副院长、研究员）<br>
2014年8月20日

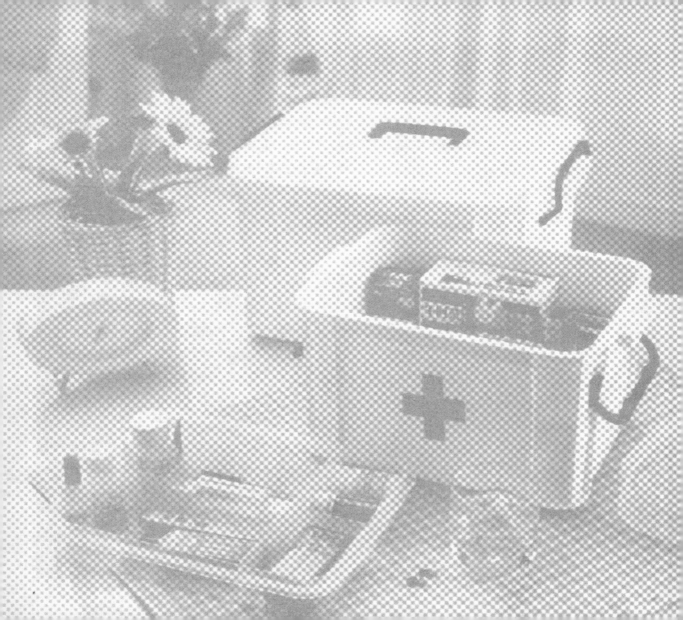

# 前　言

　　埃博拉出血热是埃博拉病毒感染所致的一种急性传染病，病死率可高达90%，是病死率最高的传染病之一。2013年12月，地处西非的几内亚开始出现埃博拉出血热暴发疫情，该病随后在利比里亚、塞拉利昂和尼日利亚等西非国家相继暴发。截至2014年8月19日，上述西非四国已报告2240例埃博拉出血热病例，其中死亡1229人。2014年8月8日，世界卫生组织宣布西非埃博拉出血热疫情为"国际公共卫生紧急事件"，进一步引起了国内外媒体和公众的广泛关注。

　　中国与西非国家在劳务、商务、留学教育等领域合作紧密，相关人员往来密切，中国还有援外医疗队常驻西非国家，埃博拉疫情输入风险随时存在。目前，国际上尚无批准上市的针对埃博拉出血热的特效治疗药物和疫苗，因此，及时发现疑似病例、做好个人防护和感染控制对于疫情防控尤为重要，这就需要公众对该病有科学、理性的认识。为了让普通公众了解埃博拉出血热的基本知识，做到脑中有知识、心里不慌张，在中国科学技术协会科学技术普及部的支持下，我们组织中国疾病预防控制中心有关专家编写了《埃博拉出血热公众防护问答》一书，对埃博拉出血热的发现和流行历史、传播途径、危险因素、临床表现、治疗和预防手段等公众关心的热点问题进行了科学解答，希望能够起到释疑解惑、消除恐慌和科学地进行健康宣传、教育的作用。

　　本书适用于普通公众和从事埃博拉出血热防治的相关专业人员阅读、参考。由于编者学识有限，书中难免存在不完善之处，恳请广大读者批评指正。随着对埃博拉出血热认识的不断深入，本书还将适时修订、更新。

余宏杰

（中国疾病预防控制中心传染病预防控制处处长，主任医师）

2014年8月20日

# 目 录 CONTENTS

## 一 概述

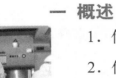
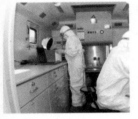
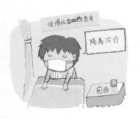

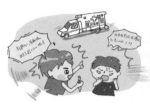

## 二 临床表现与治疗

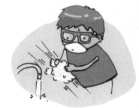

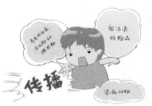

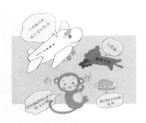

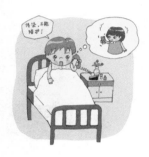

## 三 预防措施

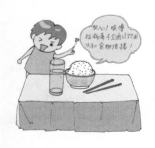

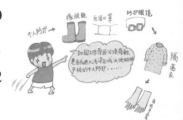

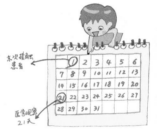

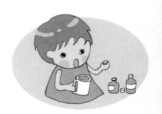

# 一 概述

## 1. 什么是埃博拉出血热?

埃博拉出血热(世界卫生组织已将其更名为"埃博拉病毒病")是由埃博拉病毒引起的一种急性传染病,可以感染人类和非人类灵长类动物(如猴、大猩猩和黑猩猩等)。其临床特征包括急起发热、极度乏力、肌肉

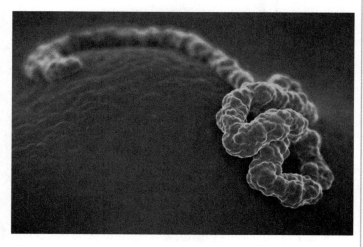

疼痛、头痛和咽喉痛,随后会出现呕吐、腹泻、皮疹、肾脏和肝脏功能受损等,部分患者更会出现内出血和外出血。该病的潜伏期(即从感染埃博拉病毒到出现症状或体征的时间)为2~21天,常见潜伏期为8~10天。本病病死率高,尚无特效治疗药物和疫苗,但可以预防。

## 2．什么是埃博拉病毒？

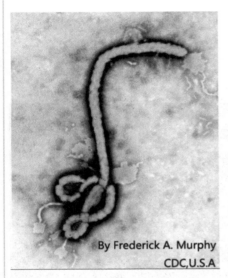

By Frederick A. Murphy
CDC,U.S.A

埃博拉病毒形态

埃博拉病毒是导致埃博拉出血热的病原体，最早发现于1976年。当时在苏丹和刚果民主共和国[刚果（金）]发生了两起埃博拉出血热暴发疫情，因后者发生在靠近名叫"埃博拉河"的一个村子，因此将这一病毒命名为埃博拉病毒。

埃博拉病毒属于丝状病毒科，可呈杆状、丝状、L形等多种形态（见左图）。病毒直径约80nm，但长度变化很大，一般为1000nm，最长可达14000nm。埃博拉病毒有五种型别，包括扎伊尔型、苏丹型、塔伊森林型、本迪布焦型和莱斯顿型，其中前四种可导致人类和非人类灵长类动物（如猴、大猩猩和黑猩猩等）罹患埃博拉出血热，第五种（莱斯顿型）只能引起人类隐性感染但不致病，但可引起非人类灵长类动物发病。从目前来看，致病力最强的为扎伊尔型埃博拉病毒，这也是造成本次西非四国暴发疫情的病原体，当然也表现出与经典扎伊尔型埃博拉病毒不同的地方。

### 3．埃博拉病毒是由蝙蝠带来的吗？

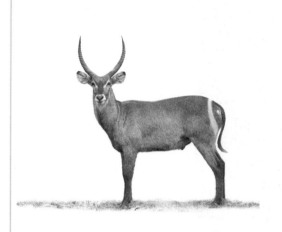

　　埃博拉病毒的自然贮存宿主尚未完全研究清楚，但越来越多的科学证据表明，果蝠（包括锤头果蝠、富氏前肩头果蝠与小领果蝠）是埃博拉病毒的自然贮存宿主。在非洲，感染埃博拉病毒的人与非人类灵长类动物的地理分布与这些果蝠的活动范围一致。

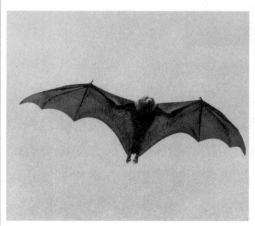

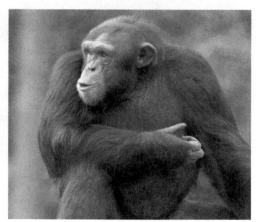

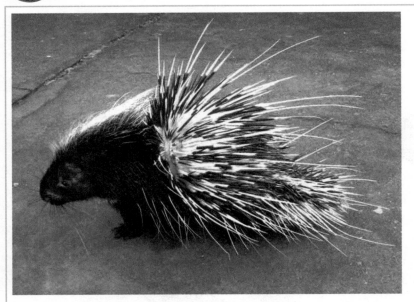

　　目前，埃博拉病毒在自然界的循环方式也尚未完全阐明。现有研究认为，埃博拉病毒主要在果蝠间循环、传播，偶尔可将病毒传染给黑猩猩、大猩猩等非人类灵长类动物；另外，森林羚羊和豪猪等哺乳动物也可能感染，人类则通过接触这些动物而感染发病。此外，果蝠还可直接将埃博拉病毒传播给人。非洲曾有档案记载，有人因为处理感染或死去的大猩猩、黑猩猩、猴子等非人类灵长类动物而感染发病。

## 4．埃博拉病毒的传播途径是什么？

现有研究认为，人类可以通过接触感染或死亡的大猩猩、黑猩猩、猴子等非人类灵长类动物，以及森林羚羊、豪猪等野生动物而发病。

当埃博拉出血热在人群中暴发、流行时，主要通过接触已感染且出现临床表现的患者的血液、分泌物（如痰液和精液）、体液、排泄物和呕吐物，或者接触被患者的血液、分泌物（如痰液和精液）、体液、排泄物和呕吐物污染的物体（如针头）而传播。目前尚无证据支持埃博拉病毒可以通过近距离飞沫或空气传播，而SARS冠状病毒和流感病毒可以通过近距离飞沫在人与人之间传播。

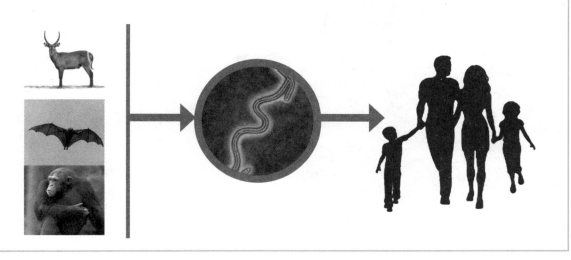

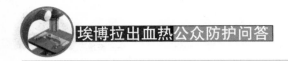

### 5. 埃博拉出血热可以人传人吗?

　　埃博拉出血热可以人传人。感染埃博拉病毒的患者在出现临床表现后,就可作为传染源将病毒传播给其他人。目前认为处于潜伏期而没有出现临床表现的感染者不具备传染性。人与人之间的传播方式包括直接接触传播和间接接触传播。直接接触传播是指通过破损皮肤或黏膜直接接触患者的血液、分泌物（如痰液和精液）、体液、排泄物和呕吐物而感染。间接接触传播是指通过破损皮肤或黏膜接触被埃博拉出血热患者的血液、分泌物、体液、排泄物和呕吐物污染的物品（如衣物、床单、用过的针头）而感染。

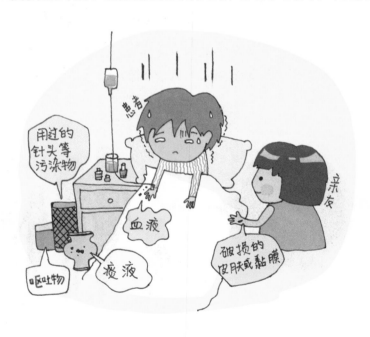

### 6. 埃博拉出血热可以从动物传给人吗?

埃博拉出血热可以由动物传给人。人通过接触已感染或患病动物的血液、分泌物、体液、排泄物、呕吐物等而感染发病。埃博拉出血热是一种动物源性传染病。现有研究认为,埃博拉病毒主要在果蝠间循环、传播,偶尔可将病毒传染给大猩猩、黑猩猩、猴等非人类灵长类动物,以及森林

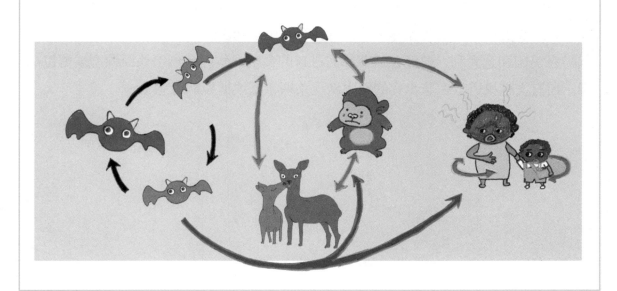

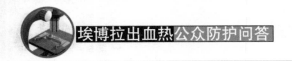

羚羊、豪猪等野生动物，然后人类通过接触这些动物而感染发病。此外，果蝠也可直接将埃博拉病毒传染给人。非洲曾有档案记载，有人因为处理感染或死去的大猩猩、黑猩猩、猴等非人类灵长类动物而感染发病。

**7．哪些动物可能携带埃博拉病毒？**

在非洲，目前认为埃博拉病毒的自然贮存宿主是果蝠（包括锤头果蝠、富氏前肩头果蝠与小领果蝠）。可被埃博拉病毒感染的动物还包括大猩猩、黑猩猩、猴等非人类灵长类动物，以及森林羚羊、豪猪等野生动物。

在美国和意大利，曾经在从菲律宾进口的食蟹猴体内分离出莱斯顿型埃博拉病毒。还有文献报道，在菲律宾的猪中发现莱斯顿型埃博拉病毒感染。

## 8．埃博拉病毒可以经空气传播吗?

　　目前尚无证据支持埃博拉病毒会通过近距离飞沫或空气传播，在这一点上，与SARS冠状病毒和流感病毒不同，后者可以通过近距离飞沫在人与人之间传播。

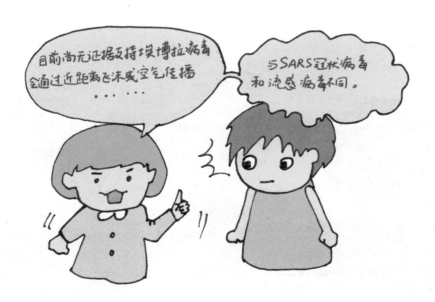

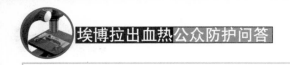

## 9. 埃博拉病毒可以通过性生活传播吗?

埃博拉病毒可以经性生活传播,已有证据证明接触患者的血液、体液可感染埃博拉病毒。男性在埃博拉出血热康复后7周内,仍可能通过精液将病毒传播给性伴侣。因此,男性康复后至少7周内要避免性生活,或者在此期间性生活时要戴安全套。

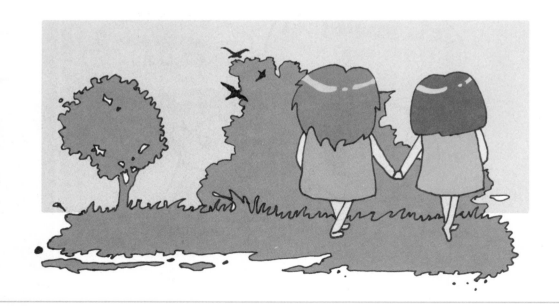

**10. 埃博拉病毒可以通过食物和水传播吗?**

　　埃博拉出血热既不是食源性也不是水源性的传染病，因此不会通过日常的食物和饮水传播。

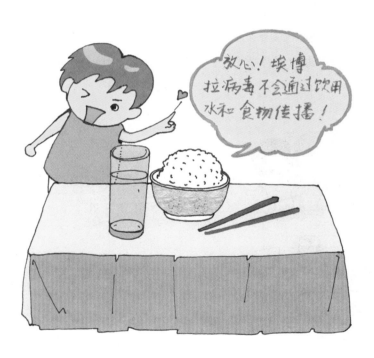

### 11. 哪些人是埃博拉出血热的高风险人群?

埃博拉出血热的高风险人群包括:密切接触患者而未采取正确防护措施的医护人员,从事病原学检测而未采取正确防护措施的实验室工作人员,照顾患者而未采取正确防护措施及与患者有过密切接触的亲朋好友,参加病死者葬礼直接接触过尸体或在尸体处理中接触过尸体者,接触过热带雨林等自然界中携带埃博拉病毒或发病的动物或动物尸体者等。

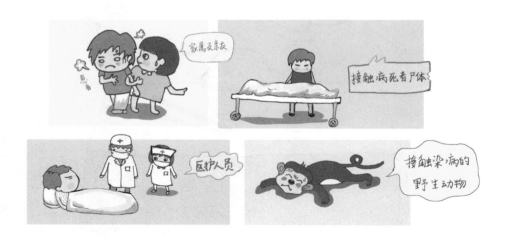

## 12. 哪些行为容易导致埃博拉病毒感染?

目前，埃博拉病毒主要通过接触传播。在没有采取正确防护措施的情况下，直接接触患者血液、分泌物、体液、排泄物和呕吐物，容易感染病毒；接触患者的血液、分泌物、体液、排泄物和呕吐物污染的物品（如注射器针头、衣服、床单等），也可能感染；参加病死者葬礼或遗体处理过程中直接接触尸体也可能感染。另外，人类如果接触蝙蝠、黑猩猩、大猩猩等受感染或发病的动物，或其尸体，也可能感染发病。

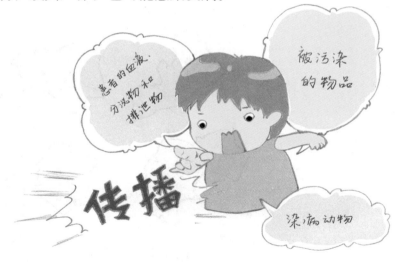

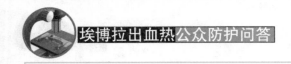

## 13. 历史上埃博拉出血热的流行情况如何?

自1976年发现埃博拉病毒至2014年8月19日,全球已有刚果民主共和国[刚果(金)]、刚果[刚果(布)]、乌干达、苏丹、加蓬、南非、科特迪瓦、几内亚、利比里亚、塞拉利昂和尼日利亚等11个非洲国家发生过埃博拉出血热暴发、流行,共报告病例约4581例,死亡2780例,病死率在25%~90%(见表1)。此外,还在俄罗斯和英国发现实验室工作人员感染埃博拉病毒的病例,在美国、意大利和菲律宾发现莱斯顿型埃博拉病毒的隐性感染者。

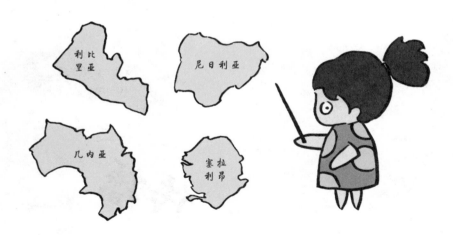

最早在几内亚发现,随后在利比里亚、塞拉利昂及尼日利亚相继暴发

### 表1　埃博拉出血热病例和暴发疫情一览表

（统计数据截至 2014 年 8 月 19 日）

| 年份 | 国家 | 病毒型别 | 病例数 | 死亡数 | 病死率（%） |
|---|---|---|---|---|---|
| 1976 | 英国 | 苏丹型 | 1 | 0 | — |
| 1976 | 苏丹 | 苏丹型 | 284 | 151 | 53 |
| 1976 | 刚果民主共和国 | 扎伊尔型 | 318 | 280 | 88 |
| 1977 | 刚果民主共和国 | 扎伊尔型 | 1 | 1 | — |
| 1979 | 苏丹 | 苏丹型 | 34 | 22 | 65 |
| 1989 | 美国 | 莱斯顿型 | 0 | 0 | — |
| 1989–1990 | 菲律宾 | 莱斯顿型 | 3（隐性感染） | 0 | — |
| 1990 | 美国 | 莱斯顿型 | 4（隐性感染） | 0 | — |
| 1992 | 意大利 | 莱斯顿型 | 0 | 0 | — |
| 1994 | 科特迪瓦 | 塔伊森林型 | 1 | 0 | — |
| 1994 | 加蓬 | 扎伊尔型 | 52 | 31 | 60 |
| 1995 | 刚果民主共和国 | 扎伊尔型 | 315 | 254 | 81 |
| 1996 | 俄罗斯 | 扎伊尔型 | 1 | 0 | — |
| 1996 | 南非 | 扎伊尔型 | 2 | 1 | — |
| 1996 | 菲律宾 | 莱斯顿型 | 0 | 0 | — |
| 1996 | 美国 | 莱斯顿型 | 0 | 0 | — |
| 1996 | 加蓬 | 扎伊尔型 | 31 | 21 | 68 |
| 1996–1997 | 加蓬 | 扎伊尔型 | 60 | 45 | 75 |

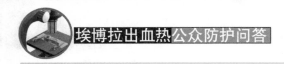

续表

| 年份 | 国家 | 病毒型别 | 病例数 | 死亡数 | 病死率（%） |
|---|---|---|---|---|---|
| 2000—2001 | 乌干达 | 苏丹型 | 425 | 224 | 53 |
| 2001—2002 | 加蓬 | 扎伊尔型 | 65 | 53 | 82 |
| 2001—2002 | 刚果 | 扎伊尔型 | 59 | 44 | 75 |
| 2002—2003 | 刚果 | 扎伊尔型 | 143 | 128 | 90 |
| 2003 | 刚果 | 扎伊尔型 | 35 | 29 | 83 |
| 2004 | 苏丹（南部） | 苏丹型 | 17 | 7 | 41 |
| 2004 | 俄罗斯 | 扎伊尔型 | 1 | 1 | — |
| 2007 | 刚果民主共和国 | 扎伊尔型 | 264 | 187 | 71 |
| 2007—2008 | 乌干达 | 本迪布焦型 | 149 | 37 | 25 |
| 2008 | 菲律宾 | 莱斯顿型 | 6(隐性感染) | 0 | — |
| 2008—2009 | 刚果民主共和国 | 扎伊尔型 | 32 | 15 | 47 |
| 2011 | 乌干达 | 苏丹型 | 1 | 1 | — |
| 2012 | 刚果民主共和国 | 本迪布焦型 | 36* | 13* | 36 |
| 2012 | 乌干达 | 苏丹型 | 11* | 4* | 36 |
| 2012—2013 | 乌干达 | 苏丹型 | 6* | 3* | 50 |
| 2014 | 几内亚、利比里亚、塞拉利昂、尼日利亚 | 扎伊尔型 | 2240 | 1229 | 55 |

*：数字代表实验室确诊病例数

—：不适宜计算病死率

### 14. 目前埃博拉出血热在哪些国家流行?

2014年埃博拉出血热暴发流行始于2013年12月，最早在几内亚发现，随后在利比里亚、塞拉利昂及尼日利亚相继暴发。截至2014年8月19日，这些国家共报告2240例病例，其中1229例死亡。在2240例病例中，几内亚发病543例，其中死亡394例；塞拉利昂发病848例，其中死亡365例；利比里亚发病834例，其中死亡466例；尼日利亚发病15例，其中死亡4例。2014年疫情是埃博拉出血热发现以来规模最大的暴发流行，而且与以往流行只局限于农村不同，这次大城市也有流行。

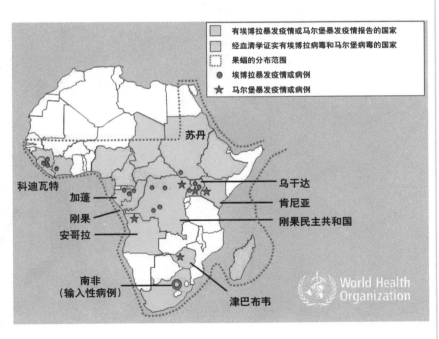

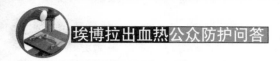

**15．中国目前有埃博拉出血热流行吗?**

截至2014年8月19日，中国没有埃博拉出血热病例报告。

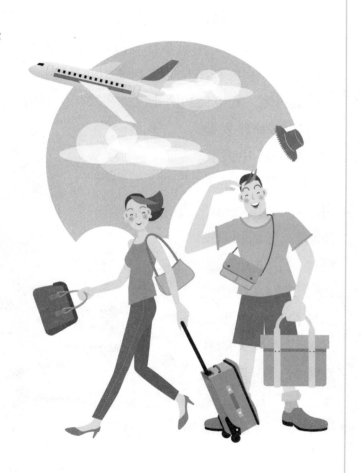

**16．中国是否存在埃博拉出血热的输入风险?**

　　由于中国与非洲各国来往密切，北京首都机场、上海浦东机场、广州白云机场与11个非洲国家通航，每月出入境人员约82400人次；此外，中国与西非地区在劳务、商务、留学教育等领域合作紧密，相关人员往来密切，中国还有援外医疗队常驻西非国家。据初步统计，2014年上半年，中国前往非洲劳务人员共77556人，其中到发生疫情的西非四国7369人；非洲前来中国劳务人员73人，留学生608人。因此，中国存在埃博拉出血热疫情输入的风险。国际上已有通过处于病程初期患者或潜伏期患者的远距离国际旅行而造成埃博拉出血热扩散的报道，但世界卫生组织认为这种扩散的风险较低。

　　目前，中国有关部门已经积极应对，严防疫情输入。中国质检总局继2014年7月9日联合外交部、国家卫计委、国家旅游局发布疫情公告，对有关防控工作提出要求之后，于近日再次发出《关于做好口岸埃博拉出血热疫情防控工作的紧急通知》，要求各口岸严防埃博拉出血热传入中国。各口岸采取的检验检疫措施要求包括：

　　（1）对可能载有疫情发生地人员的入境航班实施严格的登机检疫。

　　（2）在入境通道对来自疫情发生地的人员实施重点查验。

（3）对来自疫情发生地的交通工具和货物实施严格的卫生处理。

（4）暂停来自疫情发生地的特殊物品和动物产品的入境。

（5）对计划前往疫情发生地、已在疫情发生地和来自疫情发生地的重点人群开展防病知识宣传和指导。

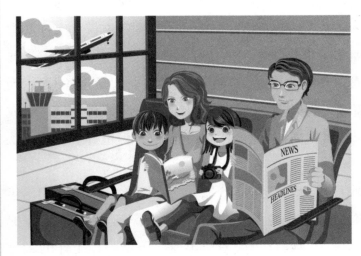

埃博拉出血热主要通过接触患者的血液、分泌物等，或接触患者的血液、分泌物污染的物品，或通过接触果蝠、大猩猩、黑猩猩等感染、发病动物传播。即使未来有疫情输入中国，普通人群接触到病毒的可能性仍然很小，感染风险也很小，公众不必为此恐慌。

## 17．埃博拉出血热有可能在中国广泛传播吗？

虽然中国与非洲国家交往频繁，面临境外疫情输入的风险，但埃博拉出血热在中国广泛传播的可能性不大，公众毋庸担心。现有研究证据显示，埃博拉病毒主要通过接触传播，不经过空气、水和食物进行传播。目前发病人群都是与动物宿主或患者发生密切接触的人员，中国目前没有该病毒的主要动物宿主（果蝠），也无本地病例。

中国政府已为预防埃博拉疫情输入做好了充分的准备与动员。第一道防线是加强海关检疫，阻止病例经口岸输入，禁止疫区动物及其产品进口。第二道防线是中国已建立较为完善的公共卫生应急体系，2003年SARS流行之后，中国的公共卫生体系得到极大加强，传染病监测、发现、检测、救治、应急反应和处置能力大幅度提升，中国政府的相关部门已为预防埃博拉疫情输入制定了相应技术方案，并储备了相应物资。

西非国家的埃博拉出血热的暴发流行与其公共卫生和医疗救治体系薄弱有很大关系。当地医院感染控制措施较差，最近很多新发病例是与患者发生无防护密切接触的医护人员。中国医疗机构的基础设施和感染控制设施比西非国家完善，即使有病例传入，中国也有足够的医疗资源做好感染控制，因此，发生广泛传播的可能性非常小。

## 18. 为什么美国把两名本国患者接回国治疗?

美国政府将在西非援助抗击埃博拉出血热而不幸感染的两名医务人员患者接回国，可以给患者提供更好的医疗资源救治，而且对两名患者使用了一种正在研发但尚未批准上市的针对埃博拉出血热的新药。这种新药叫ZMapp，目前仅在非人类灵长类动物中进行过实验，尚未在人类中开展临床试验，因此其安全性和有效性尚未得到充分的科学研究证实。两名美国患者被充分告知实情，并签署了接受新药治疗的知情同意书后，使用该药进行了治疗。目前，两名患者的病情出现一定好转。

美国政府使用专机将两名患者接回国，并安置在位于亚特兰大的埃默里医院，该院是美国四家可以应对极危险传染病的医院之一。患者被安置在该医院的感染防护病房，家属可通过通话设备隔着厚玻璃门与患者交流。医生在进入病房前穿戴防护设备，相关医疗废弃物严格消毒、销毁。因此，埃博拉病毒从埃默里医院传播出去的可能性极低。

### 19. 接埃博拉出血热患者回国有什么风险与注意事项?

将埃博拉出血热患者接回本国，可能存在将疫情引入本国以及在旅途中扩散的风险。为避免在旅途中扩散疫情，建议将患者单独运输，除了必要的医护人员外，不与其他人员使用同一交通工具（如飞机、轮船、火车和汽车等）。运输

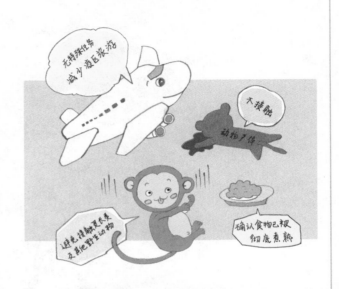

患者的交通工具，要符合防护和感染控制要求。旅途中尽可能减少患者与其他人员的接触。与患者接触的医护人员必须穿戴正确的防护设备，包括防护服、手套、面罩和防护眼镜等。患者回国后，应安置于符合感染控制要求的病房隔离治疗。不建议家属进行陪护和探视。医护人员应严格采取防护措施，患者的任何医疗废弃物均须严格消毒、销毁，对生活用品要及时严格消毒。患者在证实传染性消失之前，不得离开医院。

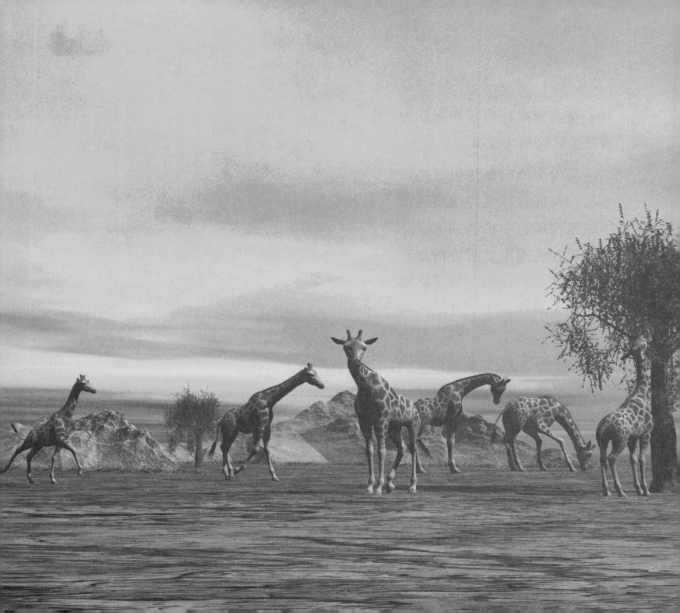

# 二 临床表现与治疗

**1. 埃博拉出血热有哪些临床表现?**

　　埃博拉出血热是由埃博拉病毒感染导致的一种急性传染病，感染后全身均可出现如下临床表现。

　　（1）常见表现：起病突然，发热、头痛、关节及肌肉疼痛，全身感觉极度乏力。随病情进展，可出现呕吐、腹泻、腹痛、食欲下降等。

　　（2）部分患者还可出现皮疹、结膜充血、呃逆（打嗝）、咽痛、胸痛、呼吸困难、吞咽困难、内出血和外出血。出血表现包括但不限于：皮肤出血点、淤斑、紫癜、血疱，牙龈出血，鼻出血，月经

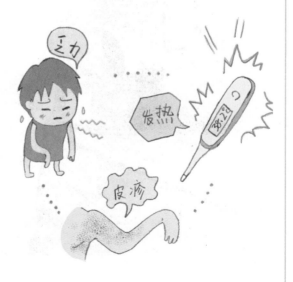

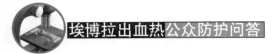

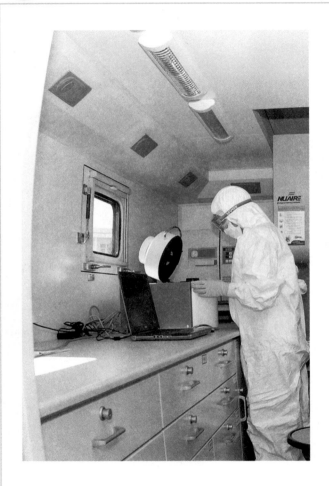

血量过多，尿血，便血，呕血，颅内出血，肝脾等器官血肿等。

（3）临床实验室检查可出现：白细胞、淋巴细胞和血小板计数降低，随后中性粒细胞数增加并出现核左移；在胰腺感染的情况下淀粉酶可能升高；肝脏转氨酶会升高，天冬氨酸转氨酶会高于丙氨酸转氨酶；还可能出现蛋白尿；发生弥散性血管内凝血时，凝血酶原时间和部分凝血活酶时间会延长，纤维蛋白降解产物增加等。

**2. 埃博拉出血热严重吗？为什么？**

埃博拉出血热是世界上最凶险的传染病之一，根据世界卫生组织统计，其病死率可高达90%。而且国际上目前尚无批准上市的针对埃博拉出血热的特效治疗药物和疫苗。该病的严重性主要在于：它可以累及人体几乎每一个器官，人体的免疫系统和全身血管都会受到损伤，发生血管闭塞、血栓形成和出血。病情严重的患者，可因内脏出血、多器官衰竭等并发症而死亡。

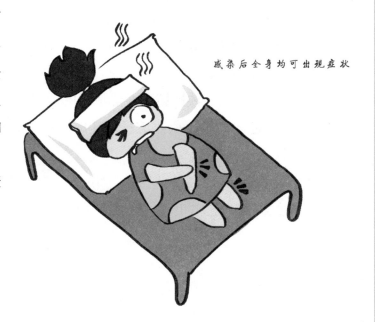

感染后全身均可出现症状

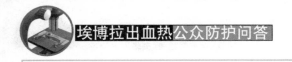

**3．在什么情况下，应该怀疑自己感染了埃博拉出血热？**

目前中国尚无埃博拉出血热的病例报告，也无病毒的自然贮存宿主（果蝠），因此发生该病的可能性较低。

当你在过去21天内，具备以下情况之一时：

（1）接触过埃博拉出血热患者的血液、分泌物（如痰液、精液等）、体液、排泄物及呕吐物，或接触过被患者的血液、分泌物、体液、排泄物及呕吐物污染的物体（如针头）。

（2）居住于或去过埃博拉出血热流行的地区。

（3）接触过埃博拉出血热流行地区的蝙蝠，以及猴、大猩猩和黑猩猩等非人类灵长类动物或动物尸体。

并且出现发热，或头痛、肌肉痛、呕吐、腹泻、腹痛，或不明原因的出血等表现，则须高度警惕，应立即就医，并向当地疾病预防控制机构（CDC）报告。

**4. 怀疑得了埃博拉出血热，该如何处理?**

　　当怀疑感染了埃博拉出血热时，应立刻向当地疾病预防控制机构（CDC）报告，或拨打120急救电话，或12320卫生热线，并向医护人员说明病情。同时应告知家属避免继续接触，以免受到传染。

　　及时就医对于提高患者生存率和控制疾病传播至关重要。如患者决定自行就诊，请尽量避免与其他人接触。由于接触患者的家属、朋友也可能患病，因此，请患者告知他们立刻通过上述途径及时求医，以便及时得到诊断和救治。

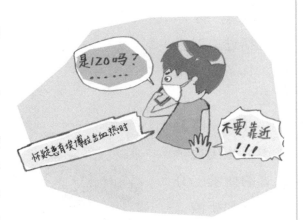

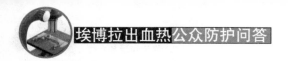 

## 5. 如何诊断埃博拉出血热？

由于埃博拉出血热早期症状不典型，故早期诊断比较困难，目前主要根据患者的临床表现、流行病学史和特异性实验室检测进行诊断。

流行病学史包括过去21天内，具备以下情况之一：

（1）接触过埃博拉出血热患者的血液、分泌物（如痰液、精液等）、体液、排泄物及呕吐物，或接触过被患者的血液、分泌物、体液、排泄物及呕吐物

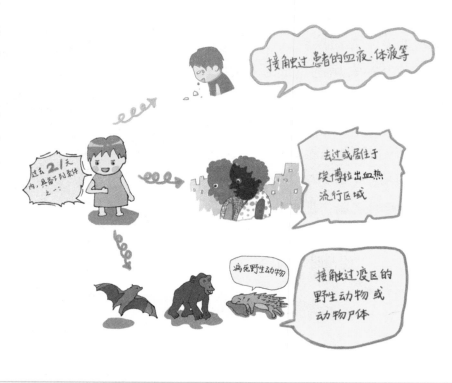

接触过患者的血液、体液等

过去21天内，具备下列条件之一

去过或居住于埃博拉出血热流行区域

病死野生动物

接触过疫区的野生动物或动物尸体

污染的物体（如针头）。

　　（2）居住于或去过埃博拉出血热流行的地区。

　　（3）接触过埃博拉出血热流行地区的蝙蝠，以及猴、大猩猩和黑猩猩等非人类灵长类动物或动物尸体。

　　根据感染、发病后的时长不同，可采用不同的实验室检测方法（见表2）。

表2　特异性实验室检测方法和适用病程

| 病程 | 可用的实验室检测方法 |
| --- | --- |
| 病程早期，即出现症状或体征后数天内 | ◆ 检测抗原的酶联免疫吸附试验（ELISA）<br>◆ ELISA 法检测血清中的 IgM 抗体<br>◆ 逆转录聚合酶链反应（RT-PCR）法检测病毒核酸<br>◆ 荧光定量 RT-PCR 法检测病毒核酸<br>◆ 病毒分离、鉴定 |
| 病程后期或病情恢复后 | ◆ 检测患者血清中的 IgM 和 IgG 抗体 |
| 对死亡病例的回顾性诊断 | ◆ 免疫组化法<br>◆ RT-PCR 法，或荧光定量 RT-PCR 法检测病毒核酸<br>◆ 病毒分离、鉴定 |

**6. 目前有治疗埃博拉出血热的特效药物吗？**

目前国际上没有已批准上市的治疗埃博拉出血热的特效药物。一些药物，包括ZMapp和TKM-Ebola等正在研发和临床试验阶段，其安全性和有效性尚待科学研究证实。

ZMapp是由美国与加拿大联合研制的药物，包含三种"人源化"的单克隆抗体，通过植物（烟草属）细胞表达系统表达生产。该药物是优化的鸡尾酒疗法，包含针对埃博拉病毒最有效的单克隆抗体MB003和ZMAB。该药物通过与病毒多个关键致病位点结合，从而使人体获得保护。与疫苗不同，使用该药物后，可以使患者立刻产生对埃博拉病毒的抵抗力，而不用等待数周。迄今为止，该药物仅在2名患者中使用，获得了较为良好的治疗效果。生产该药的公司网站显示，该药处于新药临床研究申请阶段（国际GMP规范），尚未进入I期临床的安全试验。

TKM-Ebola，是由加拿大一家名为Tekmira的制药公司研发的一种治疗埃博拉出血热的新药，该药物是采用脂质体纳米递送系统携带的基因治疗药物——干扰性RNA。RNA干扰，就是用外源的RNA，把埃博拉病毒编码RNA依赖的RNA聚合酶、VP24、VP35的RNA基因沉默封闭。RNA聚合酶与核酸复制有关，病毒蛋白VP24和病毒释放有关，病毒蛋白VP35可以抑制宿主细胞产生干扰素。通过干扰埃博拉病毒的重要蛋白合成，从而影响其增殖，达到治疗疾病的目的。Tekmira公司于2014年8月8日宣称，美国食品药品管理局已经允许限制性地使用该药物，此前，该药物处于I期临床试验阶段。

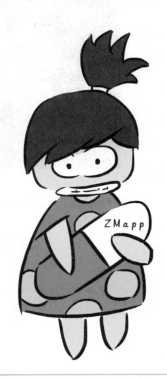

### 7．目前埃博拉出血热的治疗方法是什么？

目前，埃博拉出血热主要以对症和支持治疗为主，即对随病程进展出现的各种并发症进行治疗，并维持患者的生命体征稳定，主要包括以下几方面。

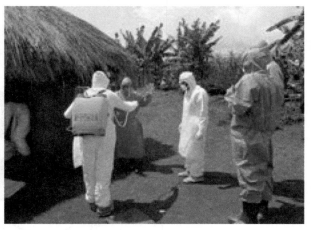

（1）维持水、电解质平衡。

（2）维持血压、血氧饱和度稳定。

（3）治疗并发症：如保护肝肾功能，补充各类凝血因子，预防及控制出血，治疗继发感染等。

### 8. 埃博拉出血热可以治愈吗？是否会留下后遗症？

经过治疗，部分患者可以康复。但由于本病病情凶险，如果患者症状与体征非常严重，在病程中出现了肾衰竭、肝坏死、颅内出血等并发症，则可能会遗留终身后遗症。

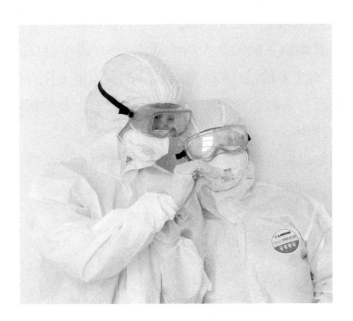

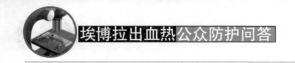

**9. 接触埃博拉出血热患者后，一定会感染吗？**

在采取正确的防护措施后（详见第三部分"预防措施"）接触患者，不会感染埃博拉病毒。但如果有以下情形之一者，则高度具有被感染的可能：

（1）接触已感染且出现临床表现的患者的血液、分泌物、体液及排泄物，或者接触被患者的血液、分泌物、体液及排泄物污染的物体（如针头）的人员，如没有采取正确防护措施的医务人员和护理患者的亲属、朋友等。

（2）没有采取正确的个人防护措施，和/或没有在正确的生物安全等级实验室内，对患者的临床标本进行操作的实验室工作人员。

（3）在没有采取正确的防护措施的情况下，参加病死者的葬礼，直接接触病死者的尸体。

（4）接触过埃博拉出血热流行地区的蝙蝠，以及猴、大猩猩和黑猩猩等非人类灵长类动物或动物尸体。

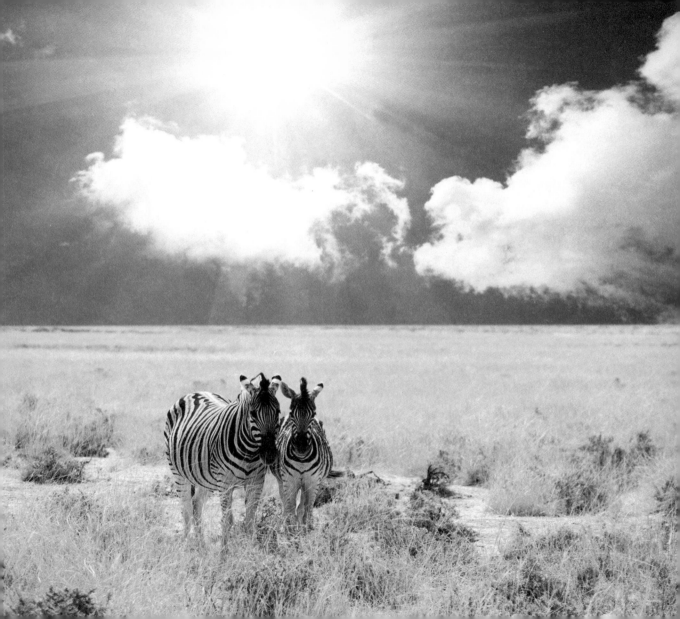

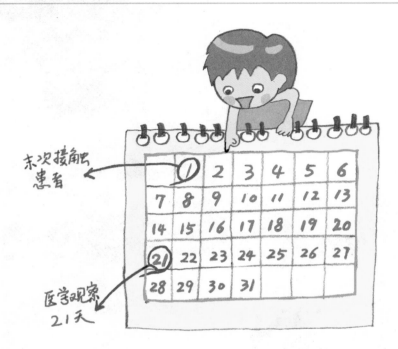

末次接触患者

医学观察21天

**10. 接触了埃博拉出血热患者后，多长时间不出现症状是安全的？**

目前认为埃博拉出血热的最长潜伏期为21天，即自末次接触患者或者感染动物3周后，如果没有出现临床症状，则可排除发病可能。

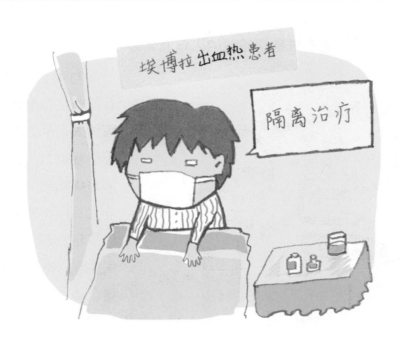

### 11. 埃博拉出血热患者需要隔离吗?

由于患者的血液、分泌物（如痰液、精液等）、体液、排泄物和呕吐物，以及被患者的血液、分泌物、体液、排泄物和呕吐物污染的器皿、衣物等均可传播病毒，故患者需要进行隔离治疗。

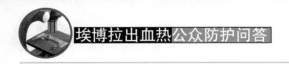
## 12. 与埃博拉出血热患者有过密切接触的人该怎么办？

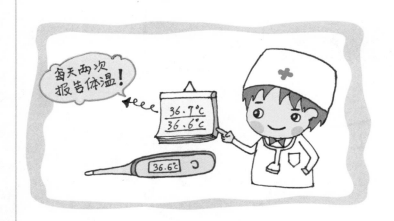

与埃博拉出血热患者有过密切接触的人员，包括医护人员和亲友等，需进行医学观察21天。在此期间，需与疾病预防控制机构的专业人员保持联系，并在其指导下每日两次报告体温等临床表现。如果出现发热、头痛、咽痛、关节和肌肉疼痛、乏力等症状，则需立刻接受隔离，并进行特异性实验室检测，以排除感染。

另外，从西非疫区归国的人员亦需在末次暴露后接受21天的医学观察。如出现发热、头痛、咽痛、关节和肌肉疼痛、乏力等症状，则应立刻向当地的疾病预防控制机构报告，说明个人行程和接触者，并报告自身症状，以尽早获得诊断和治疗。在此期间，避免与他人接触，以免将疾病传染给他人。

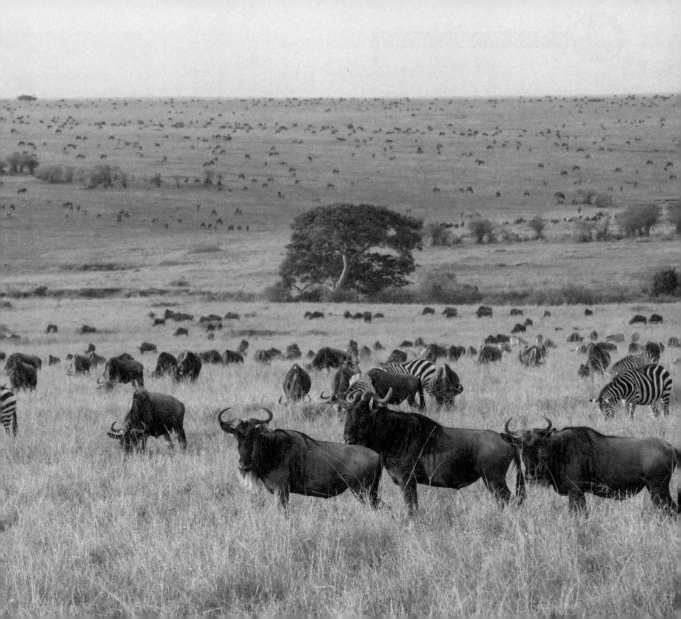

**13. 家属可以陪护埃博拉出血热患者吗?**

　　由于埃博拉出血热具有传染性，可以通过接触传播，并且病情凶险，是病死率最高的传染病之一，故不建议家属陪护和探视。根据具体情况，患者如需面见家属时，应按照医院规定，遵守专业人员的建议，通过隔离病房的通讯系统联系。家属如需进入病房，则应在专业人员指导下，做好个人防护，以免被传染。

　　以下是一些应采用的个人防护措施：与患者密切接触（1米内）时，应佩戴面部保护用品（如面罩、口罩和防护眼镜），穿戴长袖罩衣、手套、腿套、鞋套等。

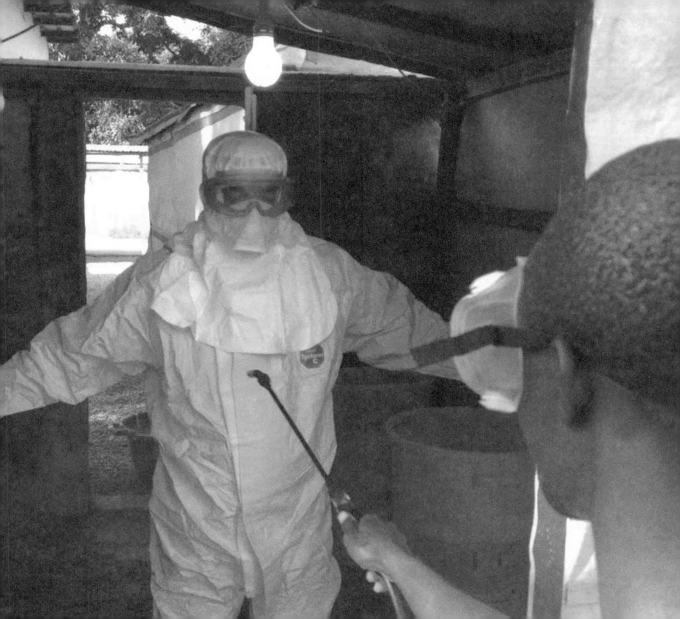

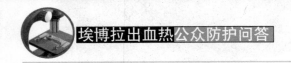
**14.** 如果家人、亲友得了埃博拉出血热，该怎么办？

　　所有埃博拉出血热患者均应住院隔离治疗。如果家人或朋友得了本病，要按照医院规定和医生建议，尽量不要陪护和探视，以免被传染。可通过医院通讯系统给患者安慰、鼓励和支持，帮助其减少恐惧心理，激励其保持乐观心态，配合医生完成各项治疗，争取早日康复。

　　此外，患者、家人和朋友由于也可能面临被传染风险，故应遵从专业人员的建议，接受医学观察，直至确定未被感染。

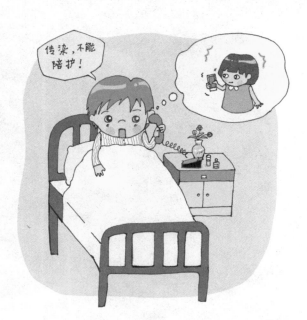

### 15．治疗两名美国患者的ZMapp是什么"神药"?

ZMapp是由美国与加拿大联合研制的药物，包含三种"人源化"的单克隆抗体（"人源化"程度不详，其中一种来源于美国，另外两种来源于加拿大），通过植物（烟草属）细胞表达系统表达生产。该药物是优化的鸡尾酒疗法，包含针对埃博拉病毒最有效的单克隆抗体MB003和ZMAB。该药物通过与病毒多个关键致病位点结合，从而使人体获得保护。与疫苗不同，使用该药物后，可以使患者立刻产生对埃博拉病毒的抵抗力，而不用等待数周。迄今为止，该药物仅在2名患者中使用，获得了较为良好的治疗效果。生产该药的公司网站显示，该药处于新药临床研究申请阶段（国际GMP规范），尚未进入I期临床安全试验。

### 16．TKM-Ebola是什么药?

TKM-Ebola，是由加拿大一家名为Tekmira的制药公司研发的一种治疗埃博拉出血热的新药，该药物是采用脂质体纳米递送系统携带的基因治疗药物——干扰性RNA。RNA干扰，就是用外源的RNA，把埃博拉病毒编码RNA依赖的RNA聚合酶、VP24、VP35的RNA基因沉默封闭。RNA聚合酶与核酸复制有关，病毒蛋白VP24和病毒释放有关，病毒蛋白VP35可以抑制宿主细胞产生干扰素。通过干扰埃博拉病毒的重要蛋白合成，从而影响其增殖，达到治疗疾病的目的。Tekmira公司于2014年8月8日宣称，美国食品药品管理局已经允许限制性地使用该药物，此前，该药物处于I期临床试验阶段。

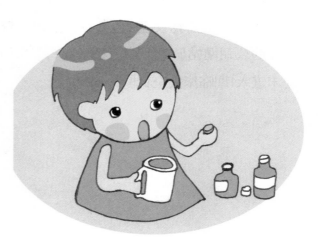

## 17. 美国批准的针对埃博拉病毒的新检测技术是什么？

这是一项名为TaqManPCR的检测技术，由Thermo Fisher公司研发，美国国防部推广。该技术的主要检测原理是从血液中提取病毒RNA后，进行片段扩增，从而判断患者是否感染病毒。与病毒分离相比，这种检测方法较为安全、迅速，容易推广。目前，美国食品药品管理局已特别批准该技术投入应用。

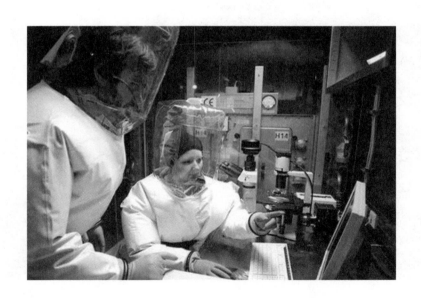

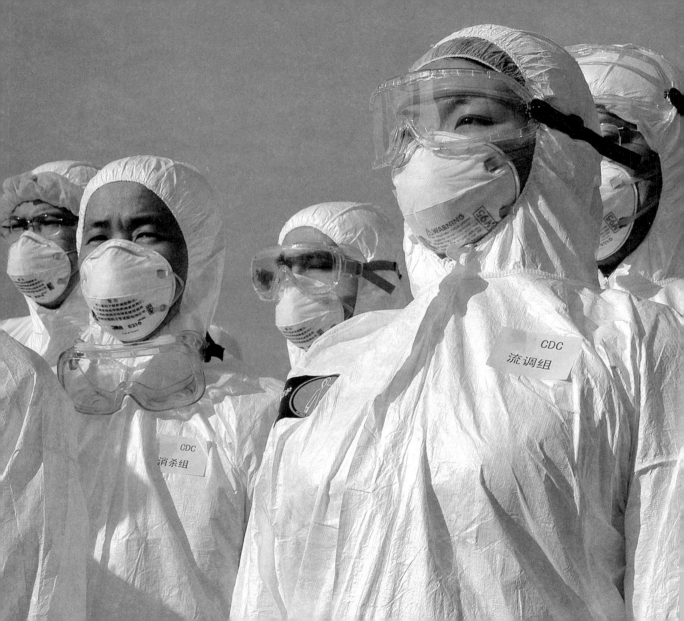

## 三 预防措施

**1. 目前全球是否有预防埃博拉出血热的疫苗？**

目前针对人类埃博拉出血热的疫苗仍处于研发阶段，多个候选疫苗处于临床试验阶段。全球尚无经过批准上市、对人类安全有效的埃博拉出血热疫苗。

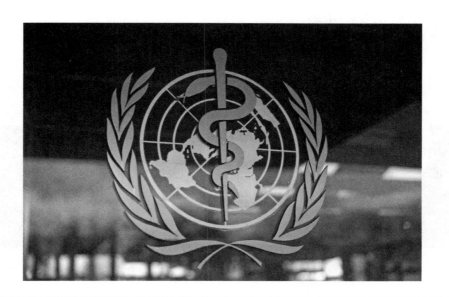

## 2. 本地尚无埃博拉出血热病例时，个人应该如何预防？

在本地没有埃博拉出血热病例时，建议大家减少与野生动物（尤其是蝙蝠、豪猪、鼠类、猴子和其他灵长类动物）的接触，同时也要避免接触野生动物尸体。屠宰和加工肉制品时，应穿戴围裙、手套及其他防护用品，处理结束后要洗手。除此之外，对所有来源于动物的食品（血制品、肉类、内脏、奶制品），在食用前要彻底加热烹制，避免食用生的动物血制品、奶制品、动物内脏。处理病死家畜时，应穿戴手套、围裙等防护用品。

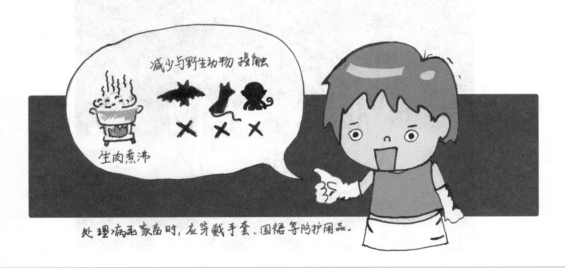

### 3．本地出现埃博拉出血热病例时，个人应该如何预防？

　　如果本地出现埃博拉出血热病例时，个人预防的关键是避免接触埃博拉出血热患者和避免接触病死者的尸体。此外，个人也应了解该疾病的临床表现、传播途径、预防措施等基本知识，并配合国家有关部门开展预防和控制工作。

　　同时，建议尽量减少到医院等公共场所的频次和停留时间。如因工作原因必须接触患者或进入污染区域，则必须做好严格的个人防护，佩戴面部保护用品（面罩、口罩和防护眼镜），穿戴长袖罩衣、手套、腿套、鞋套等防护设备，以避免接触感染。个人还应加强手部卫生。

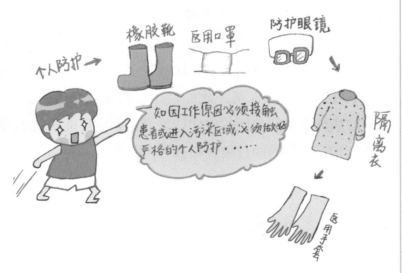

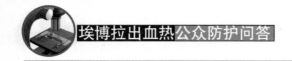

**4．埃博拉出血热的密切接触者包括哪些人?**

　　密切接触者是指直接接触埃博拉出血热病例或者疑似病例的血液、体液、分泌物、排泄物、呕吐物及其污染物的人员，如共同居住、陪护、诊治、转运患者及处理病死者尸体的人员。

　　具体而言，包括所有在未采取有效防护情况下，接触到埃博拉出血热患者血液、体液、分泌物和呕吐物及其污染物的医护工作者（医生、护士、理疗师、技师、实验室检测人员、药剂师、牙医、医学生、志愿者及护工等）和家庭陪护人员。其次还包括与埃博拉出血热患者共同生活的家庭成员或其他人，在病死者葬礼过程中直接接触尸体的人员，接触患者的血液、体液、分泌物和呕吐物等污染的床单、衣物等物品的人员。此外，还包括乘坐交通工具（飞机、火车、汽车、轮船等）的病例或疑似病例的密切接触者，如有可能接触患者的血液、体液、分泌物、排泄物和呕吐物的同行乘客和乘务人员等。

**5．对与埃博拉出血热患者有过密切接触的人，需要采取什么措施?**

鉴于目前认为此病在潜伏期内没有传染性，对密切接触者应进行医学观察。医学观察期为21天，指从与患者或污染物品等最后一次接触之日起至第21天结束。观察期间由指定的医疗卫生机构人员对其进行访视或电话联系，每天早、晚各询问一次其体温及其他体征，并给予必要的帮助和指导。

如果医学观察期间密切接触者出现发热、乏力、咽痛、头痛、关节或肌肉痛、呕吐、腹泻、出血等，则应立即向当地的疾病预防控制机构、卫生计生部门报告，同时按规定送定点医院隔离诊断、治疗，并采集标本开展实验室检测与排查。同时，应对与其发病后有过密切接触的人员进行判定和医学观察。

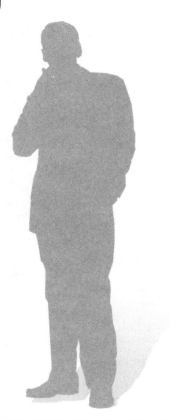

**6．为什么要对埃博拉出血热患者的污染物做销毁或消毒处理？**

因为埃博拉出血热患者的污染物中含有埃博拉病毒，具有传染性，接触后可能引起人感染发病，因此，必须及时销毁或消毒。操作埃博拉病毒需要在4级生物安全实验室中进行，这种实验室很少见，中国只有正在建设的4级生物安全实验室。

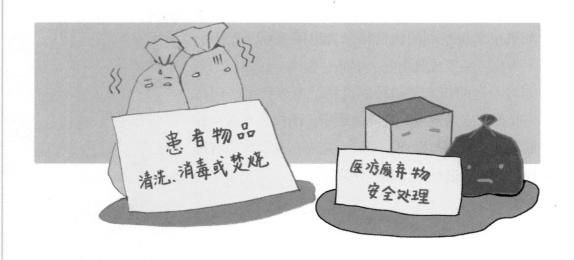

**Ebola Hemorrhagic Fever**
三 预防措施

### 7. 埃博拉出血热病死者的尸体应该如何处理?

埃博拉出血热病死者的尸体只能由经过专门培训且采取正确防护措施的专业人员处理。尸体消毒后,应密封、防漏包裹,及时焚烧,或结合当地风俗,按国家相关规定处理。

### 8. 医护人员应该采取哪些自我保护措施?

医护人员接诊埃博拉出血热患者时,应在采取标准防护措施的基础上,做好接触防护和呼吸道防护。接触患者时要穿工作服、防护服,戴手套、防护口罩(N95)、护目镜,戴帽子,穿鞋套或胶鞋;接触患者后要正确脱下防护用具,洗手、消毒,对针具和污染物进行安全处理。

在实施侵入性操作或易产生大量气溶胶的医疗操作时,在上述基础上,增加护腿、防水围裙等,必要时戴全面型自吸过滤式呼吸器或动力送风呼吸器。

发现埃博拉出血热患者后,须采取严格的隔离措施,具体包括:隔离患者、限制患者的活动范围,加强病房表面消毒,对医疗废弃物、患者用品、排泄物及呕吐物等按相关规定及时做无害化处理。

### 9. 公众应该如何配合做好埃博拉出血热的防控工作?

普通公众应了解该疾病的性质、传播途径，以及如何预防控制等基本知识，并遵从国家卫生部门发布的技术文件的要求，按照规定配合做好预防控制工作。如果怀疑周边的人感染了埃博拉病毒，应鼓励并支持他们到医疗机构就诊，并及时报告当地疾病预防控制部门。这样既对自己的生命安全负责，也对别人的生命安全负责。

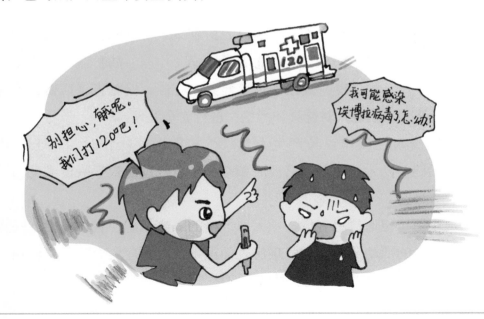

## 10. 对于公众有哪些旅行建议？

目前认为因旅行而感染埃博拉病毒的风险较低。结合埃博拉病毒的传播特点，建议公众出行前，应查询旅行目的地是否有埃博拉疫情，尽量避免或推迟前往正有疫情流行的国家和地区旅行。目前有埃博拉疫情流行的国家有几内亚、利比里亚、塞拉利昂和尼日利亚。出行期间不要接触埃博拉出血热患者。

此外，还建议公众减少去非洲的热带雨林地区游玩，尽量避免接触灵长类及其他野生动物，在野外不要触碰动物尸体，食用当地动物产品前应确认食物已被彻底煮熟。

同时建议公众保持良好的卫生习惯，加强手部卫生，了解埃博拉出血热的临床表现和相关知识，提高警惕。在疫情流行期间，若在旅行途中或旅行后出现下列表现，应及时就医。

（1）常见表现：起病突然，发热、头痛、关节及肌肉疼痛，自身感觉极度虚弱。随病情进展，可出现呕吐、腹泻、腹痛、食欲下降等表现。

（2）部分患者还可能出现皮疹、结膜充血、呃逆（打嗝）、咽痛、胸痛、呼吸困难、吞咽困难、内出血和外出血。出血包括但不限于：皮肤出血点、瘀斑、紫癜、血疱，牙龈出血，鼻出血，月经血量过多，尿血，便血，呕血，颅内出血，肝脾等器官血肿等。

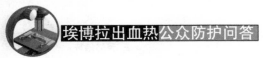

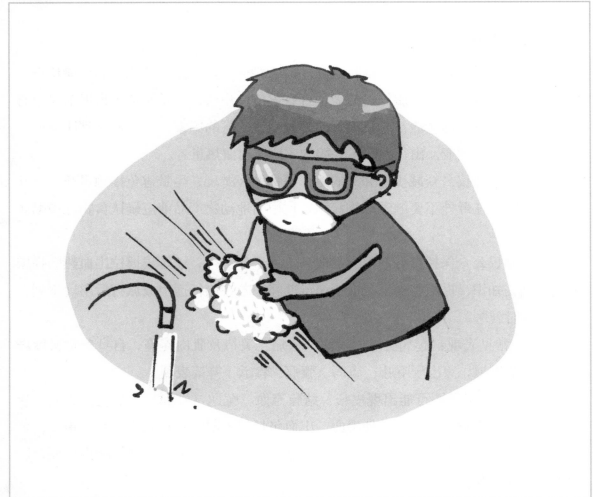

**11．中医中药能治疗埃博拉出血热吗？**

目前尚无中医中药治疗埃博拉出血热的相关报道。

**12．如果想了解更多关于埃博拉出血热的信息，有哪些渠道？**

建议从中国国家卫生和计划生育委员会、中国疾病预防控制中心和世界卫生组织等官方网站获取埃博拉出血热的健康建议及其相关信息。还可以拨打12320热线电话进行咨询。

## 相关网址

(1) 中国国家卫生和计划生育委员会网站：http://www.nhfpc.gov.cn
(2) 中国疾病预防控制中心网站：http://www.chinacdc.cn/
(3) 世界卫生组织官方网站中文网页：http://www.who.int/csr/disease/ebola/zh/

## 参考文献和资料来源

1. 李梦东，王宇明. 实用传染病学（第三版）[M]，北京：人民卫生出版社，2005：557.

2. Feldmann H, Geisbert TW. Ebola haemorrhagic fever. Lancet 2011；377：849-862.

3. http://www.nhfpc.gov.cn/jkj/s3578/201407/530a2d22409249a7a5fbde51f0117b32.shtml

4. http://www.chinacdc.cn

5. http://www.aqsiq.gov.cn/ztlm/2014/cxrfk/gzdt/201408/t20140805_418934.htm

6. http://sc.chp.gov.hk/TuniS/www.chp.gov.hk/tc/content/9/24/34397.html

7. Feldmann H. Ebola—A Growing Threat? N. Engl. J. Med. DOI：10.1056/NEJMp1405314

8. http://www.cdc.gov/vhf/ebola

9. http://www.who.int/csr/disease/ebola

10.http://ecdc.europa.eu/en/healthtopics/ebola_marburg_fevers

**插图：李旻　语和　雅坤**